PUBLICATIONS DU *PROGRÈS MÉDICAL*

TRAITEMENT

DES

KYSTES HYDATIQUES

DU FOIE

Nouvelles méthodes thérapeutiques

PAR

M. Marcel BAUDOUIN

INTERNE DES HÔPITAUX

PARIS

AUX BUREAUX DU
PROGRÈS MÉDICAL
14, rue des Carmes, 14

A. DELAHAYE & E. LECROSNIER
ÉDITEURS
Place de l'École-de-Médecine

1887

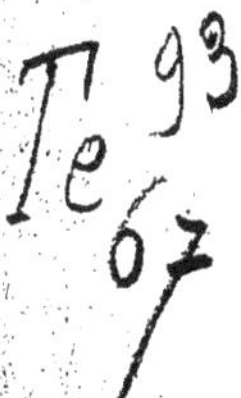

TRAITEMENT CHIRURGICAL

DES

KYSTES HYDATIQUES

DU FOIE

Nouvelles méthodes thérapeutiques.

L'année dernière, M. le Dr Maunoury (de Chartres) publiait dans le *Progrès médical* (1) et l'*Année médicale* (2) un intéressant article sur la cholécystotomie et la cholécystectomie. Nous nous proposons aujourd'hui de continuer cette revue de l'intervention chirurgicale dans les maladies du foie (3) en exposant aussi brièvement que possible le traitement chirurgical des kystes hydatiques qui s'y développent. Nous verrons que la chirurgie hépatique, pour être plus rarement pratiquée que la chirurgie des ovaires, n'en a pas moins acquis depuis quelques années une importance notable, et que les récents progrès de la chirurgie abdominale ont permis d'être très hardi dans les opérations portant sur l'un et sur l'autre de ces organes. Depuis peu en effet, grâce

---

(1) *Progrès médical*, 1885, n° 14, 1re série, p. 272.
(2) *Année médicale*, 1885, p. 247.
(3) Cette revue critique a été publiée dans le *Progrès médical*, 1re série, n°s 11, 14 et 15, 1887.

à l'antisepsie, on a essayé d'attaquer les kystes du foie comme ceux de l'ovaire; les efforts faits dans ce but ont été couronnés par de magnifiques succès et même le résultat a dépassé les espérances.

Historique. — Ce sont nos voisins, les Anglais et les Allemands, qui les premiers sont entrés résolument dans cette voie nouvelle, qui ont compris toute la valeur des méthodes que nous essayerons de décrire, qui ont lutté de toutes leurs forces, usé de toute leur influence pour les faire prévaloir et adopter. S'il est vrai qu'elles ont été inventées, au moins en partie, en France par Récamier et Bégin, on ne peut nier que nos rivaux les aient les premiers préconisées, vantées, mises en pratique, modifiées, perfectionnées. Pourquoi s'illusionner ? Oui, ce sont des chirurgiens étrangers, — et n'oublions pas que ce sont des hommes de grande valeur, — qui ont pris fait et cause pour les opérations actuellement en honneur, qui ont vaillamment combattu pour elles.

Avouons-le franchement, ce n'est guère qu'en 1885 qu'on s'est occupé sérieusement en France de cette question à la Société de Chirurgie; mais constatons avec plaisir qu'il n'a pas fallu longtemps aux chirurgiens français pour juger une aussi bonne et aussi rationnelle méthode de traitement, dès que leur attention a été attirée sur ces faits. La plupart des jeunes chirurgiens des hôpitaux l'ont expérimentée et les résultats obtenus à Paris ont été si satisfaisants que nous assistons à un revirement complet dans la façon de traiter les kystes hydatiques du foie. Les noms de MM. Terrier, Lucas-Championnière, Segond, Monod, etc., sont attachés à cette petite révolution chirurgicale, ainsi qu'en font foi les Bulletins de la Société de Chirurgie depuis les premiers mois de l'année 1885.

Aussitôt les observations publiées on a vu paraitre un certain nombre de revues critiques sur ce nouveau mode d'intervention (1), et, récemment, un de nos collègues d'internat, M. le Dr Braine, a présenté comme thèse de doctorat (2) à la Faculté de médecine de Paris un mémoire sur ce sujet. Ce travail consciencieux résume l'état de la question à l'heure actuelle ; aussi y ferons-nous, chemin faisant, les plus larges emprunts (3).

Ayant pour but principal d'indiquer sommairement aux praticiens les nouvelles conquêtes de la chirurgie moderne, et, en particulier dans le cas présent, les nouvelles données thérapeutiques introduites tout dernièrement dans le domaine de la chirurgie hépatique, nous avons cru devoir laisser de côté, dans cet exposé des divers modes de traitement des kystes hydatiques du foie, toutes les anciennes méthodes qui n'ont pas ces temps-ci subi de profondes modifications.

I. *Méthodes anciennes ; leurs modifications récentes.*

Parmi les divers modes de traitement usités autrefois, il n'y a guère que la méthode des ponctions qui, malgré un certain discrédit jeté actuellement sur elle, ait été récemment transformée d'une façon notable. Nous dirons donc quelques mots de ces tentatives, quel que soit d'ailleurs leur avenir. Mais, pour plus de clarté, nous croyons utile de rappeler rapidement les

---

(1) Voir : P. Reclus, *Traitement des kystes hydatiques du foie* ; in *Gazette hebdomadaire*, 9 avril 1886. — Poulet. *Des nouvelles méthodes de traitement des kystes hydatiques* ; in *Revue de chirurgie*, n° 6, 1886. — Vallas. *De l'intervention chirurgicale dans les kystes hydatiques du foie ;* in *Prov. médicale*, n° 9, 1887, p. 137.

(2) Braine. *Traitement chirurgical des kystes hydatiques du foie* ; thèse de Paris, 1886.

(3) Les kystes hydatiques du foie sont assez fréquents à Paris ; mais en province il est loin d'en être ainsi. A l'hôpital de Nantes, dans l'espace de trois ans, nous n'avons ni vu ni même entendu parler d'un seul cas de ce genre. Il est vrai que nous y avons rencontré un kyste hydatique du poumon, c'est-à-dire une rareté dans l'ouest. (Voir la thèse de doctorat de notre ami M. le Dr Chachereau, Paris, 1884). A Lyon (Vallas, *loc. cit.*), ces kystes du foie ne s'observent que très exceptionnellement.

moyens chirurgicaux employés jadis, ceux que M. Poulet (1) désigne cependant sous le nom de *méthodes médicales*. Ce sont :

1° L'*acupuncture* de Trousseau, procédé rarement employé (une fois seulement, dit-on), complètement abandonné aujourd'hui, et qui consistait à enfoncer dans le kyste un certain nombre de grandes aiguilles (30 ou 40).

2° L'*électropuncture* ou *électrolyse* ; utilisée assez fréquemment en Angleterre, vantée et récemment préconisée en France par M. Henrot (de Reims) (2), mais laissée de côté malgré ce plaidoyer, elle a d'ailleurs à son actif ou plutôt à son passif deux complications qui ne sont pas des quantités négligeables, à savoir les douleurs et la suppuration du kyste ; nous croyons cependant qu'en s'entourant de toutes les précautions antiseptiques, aujourd'hui quotidiennement prises, on doit pouvoir éviter au moins le second de ces accidents. L'électropuncture a d'abord été pratiquée avec de fines aiguilles, généralement en acier doré, mises en communication avec les pôles d'une pile électrique ; mais M. Henrot a recommandé l'usage d'une aiguille-canule (électrolyse capillaire de Henrot). Cette aiguille-canule, qui permet d'évacuer une partie du liquide de la poche (combinaison de l'électropuncture et de la ponction avec évacuation partielle) est mise en relation avec le pôle positif d'une machine de Gaiffe dont le pôle négatif est appliqué sur la cuisse. M. Henrot prétend que l'électropuncture tue les hydatides et amène la guérison définitive du kyste sans faire courir au malade les dangers d'une opération grave. Cependant les quelques succès dus à cette méthode n'ont pas entraîné la convic-

(1) Poulet. *Loc. cit.*, p. 442.
(2) Henrot. Association française pour l'avancement des Sciences (V° Congrès).

tion des chirurgiens en Allemagne et en Danemark; même en Irlande, son pays natal, on ne s'adresse plus à elle, paraît-il.

3° *Ponction.* — On a employé encore comme moyen curatif des kystes hydatiques du foie la *ponction*. Cette dernière peut être employée seule : c'est la *ponction simple*; ou bien combinée avec l'incision et l'injection dans le kyste d'un liquide antiseptique de nature variable : c'est la *ponction avec injection et incision*.

A) *De la ponction simple.* On a pu obtenir la guérison d'un kyste, soit par une ponction simple *unique*, soit par des ponctions *simples* répétées et successives, c'est-à-dire *multiples*.

La ponction simple a été faite de différentes façons : a) Avec un trocart capillaire (*ponction simple capillaire*) sans adaption au trocart d'appareil aspirateur, avec évacuation partielle du contenu du kyste ou même sans évacuation; *b*) avec un trocart capillaire adapté à un appareil aspirateur quelconque (*ponction aspiratrice*); *c*) avec un gros trocart (*ponction simple ordinaire* ou *évacuatrice*).

a) *Ponction capillaire simple.* La ponction capillaire simple est la ponction qui se fait à l'aide d'un fin trocart, sans adaption à cet instrument d'un autre appareil. Par ce procédé, on n'évacue pas le contenu du kyste et, si l'on retire un peu de liquide, la quantité enlevée est absolument négligeable, à peine quelques grammes, 1 à 5 grammes par exemple. La ponction, ainsi pratiquée, comme l'acupuncture et l'électro-puncture, n'a pour but, on le comprend, que d'amener la mort des hydatides et nullement de vider le kyste. On prétend que des malades ont été guéris par une telle ponction capillaire pratiquée une seule fois. On a vu tant de choses extraordinaires! mais il en faut le plus souvent un certain nombre. Cette méthode, préconisée par des médecins anglais, Hulke et Savory, a, dans ces derniers temps, trouvé un nouveau défenseur en Italie, Borgherini (1). Cet auteur pratique la ponction capillaire simple avec évacuation partielle ; il retire de 2 à 10 grammes de liquide en se servant de l'aiguille creuse de la seringue de Pravaz.

b) *Ponction capillaire aspiratrice.* Dans ce procédé, comme chacun le sait, on ajoute au trocart capillaire un appareil aspirateur quelconque (Potain, Dieulafoy, etc.). C'était là la méthode employée journellement, hier encore, avant l'introduction dans la pratique chirurgicale des nouveaux modes d'intervention que nous étudierons bientôt. Ce procédé, vulgarisé par M. Dieulafoy, est bien connu en ce qui concerne son manuel opératoire, ses avantages incontestables sur les autres sortes de ponction, et même ses inconvénients. Inutile donc de nous appesantir sur ce point. La ponction aspiratrice, qu'elle soit faite une ou plusieurs fois est trop simple pour être totalement abandonnée et, si la nouvelle méthode est appelée à la remplacer dans une certaine mesure, elle doit cependant rester dans la pratique, ne serait-ce que pour éclairer le diagnostic ou le confirmer.

c) *Ponction évacuatrice avec un gros trocart, procédé de Boinet.*— 1) *Ponction évacuatrice unique de Boinet.* Cette méthode, préconisée par Boinet, mais inventée par Jobert de Lamballe, se pratique avec le trocart à hydrocèle et on s'efforce de la faire au point où tout fait supposer que le kyste présente le plus d'adhérences à la paroi. La canule du trocart doit être laissée en place pendant plusieurs jours. Si l'orifice est jugé insuffisant, on peut l'agrandir par l'introduction de sondes de calibre supérieur. C'est là le procédé qu'employait or-

(1) Borgherini. *Gazette médicale italienne*, Venise, 1882. — *Centralblatt für Chirurgie*, 1883.

dinairement Boinet. — 2) *Procédé de la double ponction au trocart courbe de Boinet avec incision consécutive facultative.* Mais, dans d'autres cas, il introduisait par le premier orifice un trocart courbe et pratiquait de dedans en dehors une autre ouverture à 5 ou à 6m de la première. Il se formait des adhérences au niveau des deux orifices ; on n'avait plus qu'à réunir plus tard les deux ouvertures par une incision au bistouri. Notons-le, on voit apparaître ici l'incision et régulièrement ce second procédé devrait rentrer dans la catégorie suivante.

Le mode d'intervention ci-dessus est peu utilisé et cela depuis longtemps ; nous ne l'aurions pas décrit, mais simplement cité, si récemment quelques auteurs, partisans de la ponction, n'eussent préconisé de nouveaux procédés peu différents en somme de celui de Boinet. Nous voulons parler de ceux de MM. Simon, Verneuil, Kuster. Nous revenons plus loin sur ces modifications, mais insistons déjà sur ce fait, à savoir qu'ici Boinet avait déjà ajouté l'incision à la ponction.

B) *De la ponction avec injections antiseptiques intra-kystiques et avec incision tardive.* — Le liquide injecté après la ponction peut être une substance *antiseptique* quelconque. Ces injections antiseptiques sont aujourd'hui très en honneur et à bon droit. Leur utilité est incontestable. (Autrefois on avait proposé d'injecter après la ponction des substances variées pour détruire les hydatides. Ces injections de substances destinées à tuer les hydatides ne se pratiquent plus ; elles ont été d'ailleurs si rarement employées ! On a expérimenté, on le sait, la bile, la teinture d'iode, l'alcool, etc. C'est tout ce qu'il faut retenir.)

Actuellement il n'y a pas un grand nombre de façons différentes de pratiquer les ponctions quand on désire ensuite, les adhérences étant formées, inciser les parois de l'abdomen et du kyste et injecter un liquide antiseptique dans la poche kystique; mais en ce qui concerne le calibre du trocart employé, le nombre des ponctions, les détails secondaires de l'opération (façons de faire l'incision), tout cela est variable suivant les chirurgiens qui complètent la ponction par des incisions variées destinées à agrandir l'ouverture faite au kyste.

Nous signalerons seulement les procédés ci-dessous :

a) *Procédé de Simon d'Heidelberg* (1). C'est le procédé de la double ponction (avec 2 trocarts) des Allemands, incision consécutive et injections antiseptiques. En voici la description : On enfonce un trocart fin au point le plus saillant du kyste ; le liquide qui s'écoule permet de s'assurer du diagnostic ; à 3 centimètres du premier on enfonce un autre trocart de même calibre. Puis on évacue une partie du liquide du kyste, laisse les canules en place et enferme leurs extrémités avec un bouchon de cire phéniquée. Bandage autour du corps et repos au lit pendant deux à trois jours. Ce laps de temps écoulé on fait une évacuation nouvelle et ainsi de suite, jusqu'au moment où la suppuration s'établit (2). Alors on incise et sectionne les parties situées entre les deux orifices des trocarts, peau et paroi du kyste, qui doivent être adhérentes ; sinon on doit suturer le kyste à la peau. Lavages et curage antiseptiques.

Remarquons que Simon emploie un trocart assez fin, tandis que Boinet se servait d'un gros instrument. M. le professeur Verneuil, tout en revenant à l'idée du gros trocart, a modifié aussi la méthode de Boinet.

---

(1) *Arch. de Langenbeck*, 1884.—*Berliner medicinische Wochenschrift*, 1883.

(2) On diagnostique la suppuration à l'apparition de la fièvre, à l'examen du liquide qui sort par les canules, etc.

b) *Procédé de M. le Pr Verneuil* (1). — 1er *Procédé : Ponction évacuatrice unique avec grosse sonde à demeure dans l'ouverture faite avec un gros trocart, injections antiseptiques consécutives et incision facultative.* Le trocart doit être gros et la sonde en caoutchouc rouge vient s'adapter dans l'orifice produit par la ponction. La poche est vidée et désinfectée avec des liquides antiseptiques. Une baudruche est placée à l'extrémité extérieure de la sonde (comme dans le procédé de Reybard pour la thoracentèse). Des injections doivent être faites dans le kyste assez fréquemment. On peut dilater l'orifice en employant des sondes de calibre de plus en plus considérable ; à la rigueur on peut l'agrandir par des incisions au bistouri ou au thermocautère (2). — 2e *Procédé* (destiné à remplacer le précédent) : *Ponction évacuatrice double avec 2 trocarts et sondes à demeure, injections antiseptiques consécutives, incision.* Désormais M. Verneuil fait, comme Simon, deux ponctions, mais avec 2 gros trocarts, et dans les deux orifices place 2 sondes à demeure. Vers le 5e ou 7e jour, il sectionne le pont qui sépare les deux ouvertures. L'ouverture unique a désormais 5 ou 6 centimètres, ce qui permet le lavage facile du kyste.

c) *Procédé de Kuster* (3). C'est une modification de celui de Boinet et de Simon. Avec un trocart courbe dont la canule est percée d'un orifice au milieu de la partie convexe, ce chirurgien fait une première ponction de dehors en dedans, pénètre dans le kyste, puis en ressort à 5 centimètres du point d'entrée. La canule reste en place, un peu de liquide s'écoule, puis ses deux extrémités sont obstruées par une substance antiseptique.

---

(1) *Société de Chirurgie*, 1885.

(2) Ce qui explique pourquoi nous décrivons ce procédé à cette place.

(3) *Arch. de Langenbeck*, 1885.

**

Du 7e au 10e jour, quand les adhérences paraissent s'être faites dans le voisinage des orifices, on remplace la canule par un fil et ce fil sert plus tard à faire une *ligature élastique* sur les parties situées entre les deux ouvertures faites par la ponction au trocart courbe.

d) Procédé de Hirschberg (1). Ce chirurgien, dit M. Poulet, préfère les *ponctions multiples* placées sur une même ligne ou disséminées, afin d'obtenir plus sûrement des adhérences (*Méthode des canules à demeure multiples*).

A l'exposé de ces différentes méthodes, à la lecture du *modus faciendi* des principaux chirurgiens encore partisans de ce mode d'intervention, on est frappé par ce fait : Tous commencent l'opération par la ponction, c'est-à-dire l'ouverture étroite, insuffisante du kyste, et tous reconnaissent que la plupart du temps, toujours même, on doit la compléter par une incision, — peu importe la façon dont on la fait, — c'est-à-dire recourir à l'ouverture large de la poche à vider. En passant de la ponction capillaire simple, capillaire aspiratrice à la ponction évacuatrice de Boinet (1er et 2e procédés), à la méthode de M. Verneuil (1er et 2e procédés), Simon, etc., il nous semble qu'on assiste à l'élaboration pénible et lente, mais progressive, des méthodes modernes. Récamier, plus hardi quoique vivant il y a plus de soixante ans, tourna, comme nous le verrons, la difficulté pour employer dès cette époque les ouvertures larges (relativement larges, bien entendu). En somme, dans ces méthodes dites de ponction avec incision consécutive et injections antiseptiques, il est facile de voir que la ponction tend à ne devenir rien et l'incision à devenir tout. Et pourquoi donc, puisqu'on reconnaît la supériorité des larges ouvertures, ne pas vouloir les utiliser d'emblée, carrément ? Pourquoi s'attarder à des

(1) VIe Congrès des Naturalistes allemands, 1877.

méthodes qui, si elles semblent prudentes, sont inférieures cependant à celles qu'on vante aujourd'hui ?

Appréciation de la ponction et de ses différentes variétés. — Quels sont, en effet, les résultats obtenus à l'aide des divers procédés que nous venons de passer rapidement en revue ? La ponction capillaire simple est trop souvent inefficace et ne peut réussir, même si elle est répétée plusieurs fois, que dans certains cas qu'il est difficile de préciser. Comme la ponction avec un gros trocart, elle a l'inconvénient de permettre l'entrée de l'air dans un kyste qui n'est pas largement ouvert et où des liquides stagnent, de déterminer parfois de la péritonite et de la suppuration ; elle est donc, à n'en pas douter, inférieure à la ponction aspiratrice pour les raisons ci-dessus (pas d'évacuation ou évacuation partielle ; l'introduction de l'air dans la poche kystique est possible, etc.). Voilà qui doit la faire désormais rentrer dans le domaine de l'histoire.

La ponction capillaire aspiratrice est le procédé à préférer ; sans doute on peut y avoir recours pour assurer le diagnostic, mais on peut quelquefois compter sur elle comme opération radicale si elle est bien faite. Certains auteurs, encore peu confiants dans les méthodes nouvelles, conseillent d'avoir d'abord recours à elle quand le liquide du kyste est limpide, quitte à abandonner ce mode de traitement si le contenu du kyste se reproduit ; cette question tout récemment encore a été discutée (1).

N'oublions pas, cependant, que si la guérison absolue a été obtenue de cette façon après une ou plusieurs interventions (dans certains cas, une centaine de ponc-

(1) Voir discussion à la *Société médicale des Hôpitaux* de Paris : séances du 12 mars, du 12 et 27 nov. 1886, etc. — Polaillon et Le Dentu. *Soc. de Chir.*, séances du 28 avril et du 19 mai 1886.

tions), cette ponction aspiratrice a occasionné des accidents.

Cette ponction, quand elle n'est pas pratiquée dans des conditions d'asepsie parfaite, n'est pas une opération si peu importante, si bénigne qu'on veut bien le croire ; la statistique, qui prouve tout, montre que la mortalité est de 15 0/0 pour cette méthode, ne l'oublions pas. Il est vrai que M. Reclus la croit erronnée, cette statistique. Quels sont donc ces accidents, communs d'ailleurs à toutes les variétés de ponction ? L'urticaire est à noter seulement, mais il faut insister sur la péritonite localisée ou généralisée, sur la suppuration du kyste, sur les abcès du foie, sur la septicémie et même l'embolie pulmonaire. Ces faits sont bien connus, passons ; ce qui l'est moins, c'est la complication sur laquelle Volkmann a attiré l'attention au VIe Congrès des chirurgiens Allemands. Qu'on nous permette de résumer le fait signalé par ce chirurgien en 1877 ; — d'autres analogues, dont quelques-uns sont encore plus probants, ont été observés par Hueter, Gratia, Lithotsky, Von Puky, Verneuil. Volkmann avait traité, sans succès, par la ponction un malade atteint de kyste hydatique du foie. A l'autopsie, il trouva, en grand nombre, dans le mésentère et l'épiploon et sous le péritoine viscéral, de petits kystes hydatiques à échinocoques. Du liquide kystique avait dû lors de la ponction s'écouler dans la cavité péritonéale, et cela avait suffi pour y amener des embryons qui s'y étaient développés facilement. L'*auto-infection* serait donc bien une complication à redouter dans les ponctions ; car la généralisation des hydatides paraît être en rapport (on pourrait cependant discuter ces faits), dans les observations dont nous avons cité plus haut les auteurs, avec la pénétration d'une partie du liquide kystique dans la cavité péritonéale. Si, comme l'ont montré Finsen, Kirmisson, Korach, Dyce Duckworth (Société royale de médecine et de chirurgie, Londres, 25 janvier 1887), on ne doit pas redouter la péritonite dans les cas où le liquide clair d'un kyste tombe dans le péritoine (1), il ne faut pas oublier la possibilité de cette auto-infection. Signalons encore un autre accident : la *mort subite*. M. Walsham la rapporte à la pénétration dans une veine du contenu du kyste ; M. A. Money, à l'autopsie d'un cas de mort subite pendant la ponction, aurait trouvé une vésicule fille logée dans l'oreillette droite du cœur (2).

Voilà pour les accidents de cette ponction. A-t-elle encore un autre inconvénient ? Oui. On ne peut pas compter vraiment sur la ponction comme procédé de cure radicale. Après une ou plusieurs ponctions, le liquide ne se reproduit pas pendant un certain temps ; on croit son malade guéri. Erreur souvent ; la tumeur apparaît de nouveau, on n'a qu'à recommencer ; et cela combien de fois ? Nous le répétons, si par la ponction on peut guérir (et il faut toujours employer la ponction capillaire, quand on ne veut recourir qu'à ce mode d'intervention), ce n'est que dans certains cas. Les guérisons tiennent, on n'en peut douter, à la constitution du kyste. Ce dernier doit avoir des parois peu épaisses, un volume assez restreint, et présenter, pensons-nous, *une faible tendance à la production des vésicules secondaires exogènes ou endogènes* (3). Dans les kystes hydatiques du foie qui sont susceptibles de guérir ainsi ne doivent se rencontrer que peu ou point de ces vésicules ; s'il y en a un certain nombre, en effet, en voie de développement, la ponction ne peut les détruire toutes et celles qui ne sont pas attein-

---

(1) Certains médecins admettaient autrefois la nocivité du liquide hydatique ; aujourd'hui encore, malgré les expériences des auteurs que nous venons de citer et celles plus anciennes de Duffin et Murchison, d'aucuns croient ce liquide capable de provoquer, parfois au moins, une péritonite, s'il renferme les leucomaïnes que MM. Mourson et Schlagdenhauffen ont découvert dans le contenu de certains de ces kystes.

(2) *Sem. méd.*, n° 5, 1887.

(3) Voir pour la signification exacte de ces mots : R. Blanchard, *Traité de Zoologie médicale*, p. 434, Paris, 1886.

tes peuvent continuer à grandir. Ceci est surtout admissible pour les vésicules endogènes ; et on sait, d'autre part, que les cas où il existe des vésicules exogènes s'observent rarement dans le foie de l'homme où elles cèdent la place à la variété endogène. Mais de là à conclure, comme l'ont fait certains auteurs, qu'il faut que le kyste soit *stérile*, qu'il soit de la *variété acéphalocyste* pour que la guérison soit possible par la ponction, il y a loin. Un kyste *fertile* peut guérir comme un kyste *stérile*. Nous croyons que même dans les cas où le kyste présente des *vésicules proligères* (c'est-à-dire des têtes d'échinocoques) en quantité très grande, la ponction peut amener en une ou plusieurs fois une guérison absolue. Il ne faut pas d'ailleurs oublier que les *acéphalocystes* sont rares dans le foie, qu'ils se rencontrent bien plus souvent dans le cerveau.

La méthode de la ponction évacuatrice avec un gros trocart de Boinet (1er procédé) est jugée. Les procédés de Boinet (2e procédé), Simon, Kuster, Verneuil, etc., sont préférables évidemment, mais entraîne presque toutes les conséquences des ponctions ; l'incision tardive faite assez large, si elle permet de vider tant bien que mal le kyste, a en outre l'inconvénient de faire durer l'intervention un temps très long. Nous montrerons bientôt qu'il vaut mieux pratiquer *de suite* une incision suffisante, sans avoir recours à la production d'adhérences par les ponctions.

4° *Procédé des caustiques ou procédé de Récamier, et ses diverses variantes.* La récidive étant assez fréquente après la ponction capillaire aspiratrice, en raison de l'évacuation incomplète du contenu du kyste, on ne tarda pas à se rendre compte de la nécessité *d'ouvrir largement* la cavité kystique ; c'est ce qui a conduit les chirurgiens à adopter les méthodes nouvelles. Mais dès 1825 Récamier en avait compris l'importance. Cherchant à ouvrir le kyste sans pénétrer dans la cavité abdominale, il arriva à son but en utilisant un moyen ingénieux, dû d'ailleurs à Graves, à savoir la production d'adhérences entre la paroi abdominale et la tumeur par des applications successives de substances caustiques ; de plus, les caustiques amenaient, en fin de compte, l'ouverture du kyste par la destruction des parties molles à ce niveau, sans que le liquide puisse tomber dans la cavité péritonéale.

Ainsi procédait Récamier. Les procédés analogues employés par Graves et Bégin sont plus rapides mais moins sûrs. Cette méthode a été modifiée bien des fois. Quelques chirurgiens, comme Dolbeau, au lieu de laisser le kyste s'ouvrir spontanément par la chute des eschares, ont cru devoir donner issue à son contenu par une incision au bistouri. Demarquay et Richet ont encore modifié ce procédé.

Nous n'insistons pas, tout ceci est connu ; signalons seulement que M. Tillaux était encore partisan de cette méthode en 1881. Actuellement on la considère comme ne devant plus rester dans la pratique. M. Reclus, qui lui attribue une mortalité de 36 0/0, d'après Hauxley, semble la rejeter. Elle est, en effet, difficile à exécuter avec sûreté ; elle est infidèle, cause de violentes douleurs, parfois amène de la péritonite, et, enfin, demande un long espace de temps pour que la guérison soit complète. Malgré tous ces inconvénients, elle a été, faute de mieux, utilisée très souvent par les médecins danois jusque dans ces dernières années. M. Vallas souhaite qu'on lui soit reconnaissant des services qu'elle a rendus avant l'antisepsie et trouve un peu sévère la critique de M. Reclus.

II. *Des méthodes nouvelles de traitement ; ouverture des kystes hydatiques du foie par la méthode des larges ouvertures.*

La méthode antiseptique, peu après son apparition, a permis d'attaquer le foie malade comme les autres organes de l'abdomen ; on a donc dû recourir à un manuel opératoire nouveau pour traiter les kystes hydatiques qui s'y développent. Les nouvelles méthodes sont au nombre de deux : 1° *Procédé de Volkmann* ; 2° *Procédé dit de Lindemann-Landau.*

1° *Procédé de Volkmann.*

Historique. Volkmann, dès 1877, au VIe Congrès des chirurgiens Allemands, communiqua sa nouvelle façon d'opérer. On la crut vraiment neuve, et de suite, en Allemagne, on lui donna le nom de procédé de Volkmann ; quoi qu'il en soit, c'est Récamier qui en fut l'inventeur, c'est Bégin qui l'employa un des premiers, et tous les deux étaient de France. Il est vrai que ce procédé n'avait pas attiré suffisamment l'attention des chirurgiens français et Volkmann a au moins le mérite de s'en être fait dernièrement le plus ardent défenseur. N'oublions pas non plus que semblable opération avait été pratiquée par divers chirurgiens : Russel (1), Jarjavay (2), Ried et Brehme (3), Ruysch, Reyher, Velpeau, Panaroli, etc., avec ou sans succès.

Le procédé dit de Volkmann jouit actuellement encore d'une grande faveur en Allemagne, malgré l'emploi de l'autre méthode, qui commence à rallier chaque jour de nouveaux adhérents. On peut même dire qu'il est classique dans ce pays depuis 1877 ; un grand nombre de chirurgiens, tels que Trendelenburg, Albert (de Vienne), Kœnig, Madelung, l'ont employé, l'emploient encore et en vantent les mérites. En France, cette méthode n'a pas été très appréciée ; en tout cas, très rarement on a opéré un kyste du foie de cette façon. M. Braine n'a trouvé dans la littérature médicale française et ne cite dans sa thèse que le cas du Pr Chauvel ; encore ce chi-

(1) Russel. *Arch. gén. de médecine*, 1838.
(2) Jarjavay. *Gaz. des Hôp.*, 1858, n°s 89, 90.
(3) *Deutsche Klinik*, 1857.

rurgien modifia-t-il un peu le procédé ordinaire, en se servant du thermo-cautère, au lieu du bistouri, dans le premier temps de l'opération. Nous pouvons en faire connaître un autre cas, celui d'un malade, opéré en 1886 d'un kyste hydatique de la face inférieure du foie par M. le Dr Marc Sée (1). Inventée en France, cette méthode y est, on le voit, sinon inconnue, du moins laissée dans l'oubli.

Manuel opératoire. Quel est donc le procédé de Volkmann qui, en Allemagne, a supplanté, dès son apparition, la méthode de la double ponction de Simon? Cette opération comprend deux temps : *premier temps*, incision de la paroi abdominale ; *deuxième temps*, incision des parois du kyste ; ils s'exécutent à une huitaine de jours d'intervalle.

Premier temps. — Anesthésie et précautions antiseptiques ordinaires. L'incision de la paroi abdominale est faite au point où le kyste fait la saillie la plus notable et dirigée parallèlement aux cartilages des fausses côtes ; elle présentera une longueur de 6 à 9 centim. On incise successivement au bistouri, et non pas au thermocautère, la peau, le tissu cellulaire sous-cutané, les muscles sous-jacents et leurs aponévroses, jusqu'au péritoine pariétal, en écartant les fibres musculaires à la sonde cannelée, en assurant, chemin faisant, l'hémostase par des ligatures au catgut ordinaire. Quand la plaie est bien exsangue, on fend, avec des ciseaux, le feuillet pariétal du péritoine dans toute l'étendue de l'incision. Généralement on aperçoit à cet instant la paroi

---

(1) Le malade était dans le service de M. Marc Sée, dont nous étions alors l'interne, à la Maison municipale de Santé. Cette observation très intéressante a été recueillie avec soin ; l'opéré est mort dans des circonstances bizarres qu'il serait oiseux de rapporter ici ; à l'autopsie on constata que tout l'abdomen était littéralement farci de kystes kydatiques ; ces kystes ont servi à des études zoologiques faites par M. Blanchard. (*Zool. méd.*, p. 436.)

du kyste qui vient s'engager dans la plaie cutanée. Quelquefois de l'épiploon et des anses intestinales peuvent venir s'y présenter ; on doit s'efforcer de les maintenir à distance.

A ce moment, on procède au pansement. Les précautions antiseptiques prises, on remplit la plaie de tampons de gaze iodoformée ou phéniquée. Par-dessus, pansement antiseptique habituel. On a soin de placer un bandage en flanelle assez serré pour limiter autant que possible les mouvements du foie, en immobilisant la base du thorax. Cette immobilité favorise la production des adhérences entre la paroi du kyste et la paroi abdominale sectionnée, ce que l'on cherche, et, de fait, au bout de huit à dix jours, une zone de fausses membranes d'un centimètre environ, en forme d'ovale, réunit les bords de la plaie abdominale à la surface correspondante ou externe de la poche kystique (1).

Deuxième temps. — Pas d'anesthésie, car l'incision du kyste est indolore ; alors même qu'il y aurait du tissu hépatique à traverser pour atteindre la tumeur, l'emploi du chloroforme n'est pas indiqué.

On enlève le pansement (certains chirurgiens le renouvellent plus ou moins souvent pendant les 8 ou 10 jours précédents), lave avec soin la plaie avec des solutions antiseptiques et incise au bistouri la paroi kystique. S'il y a du tissu du foie à sectionner, on emploie le thermo-cautère. Immédiatement le kyste se vide, mais plus ou moins complètement, suivant l'état de son contenu. On essaie de le nettoyer aussi bien que possible, y fait des lavages à l'acide salicylique (2) et, enfin, place un drain

(1) Nous avons très-bien pu constater ce fait chez l'opéré de M. Sée, mort 11 jours après le début de l'intervention ; à l'autopsie une couronne pseudo-membraneuse très solide assurait l'adhésion tout en permettant un certain mouvement de glissement du kyste sur la face interne de la paroi abdominale.

(2) On pourrait employer tout autre médicament antiseptique.

volumineux dans cette cavité qui, parfois, est très grande. On remplit la plaie de gaze iodoformée, puis on applique un pansement antiseptique.

Pansements consécutifs. — Tous les deux jours au moins (quelquefois tous les jours), on doit renouveler le pansement et faire des irrigations dans la cavité. On se règle sur ce qui est resté dans le kyste et sur les modifications qui s'y produisent.

La cavité diminue progressivement, mais assez lentement. La plaie abdominale se rétrécit de plus en plus, à mesure que la paroi kystique revient sur elle-même; il reste, en fin de compte, une fistule qui guérit en plusieurs mois, quand le kyste a complètement disparu.

Appréciation. — Telle est l'opération en deux temps de Volkmann. Il est évident qu'elle constitue un très notable progrès sur les méthodes anciennes, quoiqu'elle s'inspire des mêmes idées, à savoir la nécessité de la production des adhérences entre le kyste et la paroi du ventre et la crainte d'ouvrir la cavité péritonéale. Elle est on ne peut plus facile à faire; c'est à peine si le chloroforme est utile dans le premier temps. Elle vaut mieux, et la statistique le démontre, que le procédé des ponctions aspiratrices et même que ceux de Verneuil, de Simon, de Kuster, etc. Poulet (1), sur un relevé de 12 cas, n'enregistre qu'une mort; Lithotsky (2), assistant du Pr Albert (de Vienne) a réuni 17 cas, et tous auraient guéri; de même Korach (3) donne 6 guérisons sur 6 opérations.

Si nous ajoutons aux 12 cas réunis par Poulet celui que cite Braine et celui de M. Sée (il doit rentrer dans cette sta-

---

(1) *Rev. de Chirurgie*; *loc. cit.*, p. 453.
(2) Lithotsky. *Deutsche Zeitschrift für Chir.*, Bd. XXII, 1886. — *Sem. médic.*, 1885, p. 89.
(3) Korach. *Zur operativen Behandlung der Leberechinokokken*, in *Berlin. Klin. Woch.*, n° 19, 1883.

tistique, à la condition de ne pas être classé parmi les insuccès opératoires, puisque la mort, au 11e jour, n'a pas été causée par l'intervention chirurgicale), on a un total d'une quinzaine de cas, dont 1 mort ou 2 tout au plus.

Avec un nombre d'observations aussi peu considérable, on ne peut essayer de donner une statistique ayant une grande valeur ; mais ces chiffres montrent que cette opération donne des résultats et qu'ils sont des plus encourageants.

2° *Procédé dit de Lindemann-Landau ou incision en un temps.*

Historique. Le procédé de Volkmann a été, dans ces derniers temps, presque abandonné ; on peut dire même qu'il est aujourd'hui supplanté par celui désigné sous le nom de procédé de *Lindemann-Landau*. Cela pour un certain nombre de raisons : on a reconnu qu'on pouvait ouvrir le péritoine, enlever les tumeurs abdominales, quel que soit leur point de départ, sans faire courir aux malades trop de danger ; puis une opération, comme celle de Volkmann, qui se pratique en deux fois à 8 ou 10 jours d'intervalle, n'est pas certainement le mode d'intervention idéal, celui auquel on doive s'arrêter.

C'est pourquoi l'on songea bientôt à traiter les kystes hydatiques du foie comme les kystes de l'ovaire ; c'est pourquoi Lindemann, le premier, dès 1878 (1), adopta, de propos délibéré, la méthode des larges ouvertures, la section des parois de l'abdomen et du kyste en un seul temps. Saüger (2) opéra d'une façon analogue à peu

---

(1) Le manuel opératoire préconisé par Lindemann a été décrit dans la thèse d'un de ses élèves, Kirchner ; *Inaug. Dissert.*, Berlin, 1879. Son 1er cas est de 1871.

(2) Saüger. *Berlin. Klin. Woch.*, 1877, p. 155. L'opération date de 1876.

près à la même époque, et Landau (1), en 1880, proposa un certain nombre d'importantes modifications au procédé de Lindemann. Les chirurgiens acceptèrent avec empressement, au IXe Congrès des chirurgiens Allemands, la nouvelle façon d'opérer (2). Dans la littérature allemande, il existe actuellement un grand nombre d'observations relatant des opérations de ce genre.

En Angleterre, M. Lawson-Tait, un des premiers, vanta (3) l'incision en un temps (1880). Depuis, quelques chirurgiens anglais ont marché sur ses traces ; mais, au début, il eut beaucoup de peine à faire triompher son opinion. C'est lui qui, outre l'incision, proposa de faire la résection d'une partie des parois des kystes et recommanda de la pratiquer aussi étendue que possible. Lorsqu'en 1882 il eut publié 4 guérisons, la cause de la nouvelle méthode fut gagnée et l'on suivit son exemple.

En France, la première observation publiée est due à M. Terrier. A la Société de Chirurgie, où elle a été communiquée en 1885, elle fut le point de départ d'une discussion des différents modes de traitement des kystes hydatiques du foie. Plusieurs chirurgiens, MM. Lucas-Championnière, Monod, Segond, etc., rapportèrent plusieurs cas opérés par le procédé de Lindemann-Landau, plus ou moins modifié. Au sein de cette Société, il rallia de nombreux partisans (4).

En somme, à l'étranger, et de même chez nous, il paraît admis aujourd'hui que cette méthode d'*ouverture large du kyste par une incision en un seul temps* présente une notable supériorité sur tous les anciens modes de traitement; aussi, croyons-nous utile

(1) Landau. *Berliner Klin. Woch.*, 1880, p. 93, n° 7 et 8.
(2) *Deutsche Gesellschaft für Chirurgie*, 1882.
(3) Lawson-Tait. *The Lancet*, 1880. — *Soc. médico-chirurgicale de Londres*, comptes rendus.
(4) Pour la bibliographie complète de la question, voir la thèse de notre collègue et ami Braine et le tableau de tous les cas publiés jusqu'à la fin de 1886, p. 116.

d'en faire connaître le manuel opératoire avec les détails les plus minutieux. Nous ne décrirons pas ici les procédés de Lindemann et de Landau qui sont un peu différents l'un de l'autre. Il nous suffira de résumer le chapitre de la thèse de M. Braine qui renferme la description de l'opération qu'aujourd'hui l'on doit pratiquer (1).

Disons seulement que Landau, qui a décrit lui-même les modifications à apporter au procédé de Lindemann pour le transformer en une opération *de premier choix*, insiste surtout sur la façon de suturer le kyste à la paroi abdominale. Grâce à cette suture, on évite des déplacements notables du kyste et l'éruption de son contenu dans la cavité abdominale.

La méthode de Lindemann-Landau a été, au début, utilisée pour les kystes hydatiques du foie les plus communs, c'est-à-dire ceux qui, nés de la partie antérieure de cette glande, proéminent du côté de l'abdomen (*kystes antéro-inférieurs*). Dans les lignes qui vont suivre, il ne s'agira guère que de cette variété de kystes et ce que nous dirons de la nouvelle méthode s'y appliquera tout particulièrement. Mais il ne faut pas oublier que les kystes du foie peuvent, quant à leur situation, être aussi *postéro-supérieurs*, c'est-à-dire se développer vers le thorax en partant de la face convexe, faire saillie dans une cavité pleurale en refoulant le diaphragme. De plus, ils sont parfois entièrement ou en partie compris dans le parenchyme glandulaire ; ce sont les *kystes intra-hépatiques*. En quelques mots, nous indiquerons plus tard la façon dont on doit les traiter ; voyons d'abord ce qui a rapport aux kystes antéro-inférieurs.

a) *Kystes antéro-inférieurs du foie.* Etant donné un kyste hydatique du foie, un kyste qui est né d'un point quelconque de la partie antéro-inférieure de l'or-

(1) Landau. *Berl. klin. Woch.*, 1880.

gane, qui s'est porté en avant, de façon à former une saillie notable dans l'hypochondre droit, on doit faire la *laparotomie*, autrement dit sectionner la paroi abdominale, ensuite ouvrir le kyste (*kystotomie*). Si le kyste est d'un certain volume, l'incision de sa paroi doit être accompagnée d'une *résection* de la poche aussi complète que possible (*kystectomie*) (1). S'il est pédiculé, l'extirpation doit être faite et être totale.

Manuel opératoire. On devra prendre toutes les précautions voulues comme s'il s'agissait d'une ovariotomie. Ne pas oublier l'importance qu'il faut attacher à la température de la chambre où aura lieu l'opération, à sa ventilation, à l'éclairage, etc. Lavages antiseptiques habituels, le malade ayant pris un grand bain le matin même ou la veille de l'opération. On savonnera le champ opératoire à l'eau de Panama, à l'eau savonneuse ordinaire, puis au sublimé ou à l'acide phénique. On aura eu soin de vider l'intestin.

Après l'anesthésie, le malade étant placé sur une table étroite, on fera l'incision abdominale en sectionnant couche par couche la peau, le tissu cellulaire, les aponévroses et la mince couche musculaire qui constituent la paroi. On s'assurera de l'hémostase avant d'attaquer le péritoine pariétal qui sera incisé aux ciseaux dans toute l'étendue de la plaie, après une petite déchirure faite en un point à la sonde cannelée.

Mais quel sera le siège de l'incision? Quelle sera sa direction? Rien n'est plus variable; tout dépend de la forme du kyste, de la façon dont il se comporte par rapport aux parois abdominales. L'incision devra être faite sur la partie la plus saillante de la tuméfaction et être

---

(1) Nous ne saisissons pas pourquoi M. Vallas préfère les mots de *hystérotomie* et *hystérectomie* (loc. cit., p. 135); d'ailleurs ces appellations, nous le reconnaissons, prêtent un peu à la confusion, car on a déjà : *cystotomie* et *hystitomie*, mots qui ont un sens précis et déterminé.

aussi rapprochée que possible du foie. Tantôt elle siégera sur la ligne médiane, c'est-à-dire sur la ligne blanche; tantôt elle sera parallèle à cette ligne, mais placée plus à droite. D'autres fois, on la fera oblique, et le plus souvent alors parallèle au rebord des fausses côtes droites. Sa longueur ne dépassera pas 9 à 10 centimètres.

Le péritoine ouvert, on aperçoit le kyste, et si les adhérences ne sont pas trop résistantes, ni trop nombreuses, on le voit monter et descendre à chaque mouvement respiratoire, comme le foie. Doit-on à ce moment, comme Lindemann le recommande, suturer le péritoine pariétal incisé aux deux lèvres de la plaie de la paroi. Plusieurs auteurs ne le font pas, Landau entr'autres; cette précaution paraît peu nécessaire à prendre et complique sans grands avantages l'opération.

Si, par exception, le kyste était adhérent à la paroi abdominale, sa cavité serait ouverte du même coup. Mais c'est là un cas tout particulier qui simplifie considérablement l'intervention.

Lorsque la paroi kystique est sous les yeux du chirurgien et se meut au-devant de la plaie pariétale, l'opérateur doit de suite introduire sa main dans le ventre, essayer de délimiter le kyste, d'apprécier son volume, sa forme, les adhérences qu'il présente et rechercher avec le plus grand soin s'il est rattaché au foie par un pédicule, s'il y a dans son voisinage d'autres kystes plus petits, etc.

Cet examen fait, il doit songer à vider le kyste après l'avoir fixé à la paroi abdominale pour empêcher son contenu de tomber dans le péritoine. Les uns ponctionnent d'abord et fixent ensuite; les autres commencent par fixer la poche à la paroi et ponctionnent après. En France, on paraît plus enclin à ponctionner d'abord à l'aide d'un fin trocart adapté à un appareil aspirateur; Lawson-Tait se sert d'un trocart plus gros d'un modèle spécial. Il nous semble qu'on devrait procéder pour ces kystes de la même façon que pour les kystes de l'ovaire. En Allemagne,

Lindemann fixe le kyste à la paroi sans ponction préalable ; Landau le ponctionne après la suture avec une aiguille Dieulafoy.

Quoiqu'il en soit, il paraît plus simple de ponctionner tout d'abord le kyste, puis d'aspirer une partie de son contenu, à condition de prendre toutes les précautions voulues, c'est-à-dire d'appliquer une pince à kystes ou tout au moins une pince à forcipressure sur la plaie faite par l'instrument piquant ; en procédant ainsi la fixation à la paroi est plus facile, car on peut attirer le kyste au dehors autant que l'on veut.

Le mode de fixation varie suivant les chirurgiens. Lindemann passe deux gros fils de catgut dans la paroi kystique parallèlement aux bords de l'incision abdominale et les fait ressortir aux deux angles de la plaie ; mais il ne suture le kyste à la paroi du ventre qu'après l'ouverture de la poche. Landau procède autrement : il fait deux sutures aux deux angles de la plaie et ces sutures sont perpendiculaires à la direction de l'incision. On opère à peu près ainsi en France. A l'aide d'une grosse aiguille, on traverse successivement à chaque angle de la plaie une des lèvres de l'incision de la paroi, puis le kyste, puis l'autre lèvre; on fait la suture dans ce cas avec du fil d'argent ; il est évident qu'on peut employer du fort catgut ou du crin de Florence. Cette suture *angulaire cutanéo-kystique* suffit pour assurer la fixité du kyste quand elle a été bien faite ; on termine la suture plus tard.

C'est le moment d'ouvrir la poche ; on sectionne alors d'un angle à l'autre de la plaie abdominale la tumeur qu'on a fait sortir autant qu'on l'a pu de la cavité abdominale et qu'on maintient herniée avec des pinces ad hoc. Le contenu du kyste sort avec facilité, si l'incision est suffisamment large, et elle doit l'être assez, car les vésicules hydatides atteignent parfois un volume assez considérable.

La poche vidée, on résèque aux ciseaux tout ce que

l'on peut atteindre de sa paroi, c'est-à-dire de sa partie antérieure, en prenant bien garde de ne pas faire communiquer sa cavité avec celle du péritoine. Il faut réséquer le plus possible, puisque l'idéal est l'extirpation complète (1). En tous cas ce qu'il faut s'efforcer d'obtenir, « c'est de transformer une cavité plus ou moins profonde en une surface plate accolée à la paroi abdominale sur le même plan et sans diverticule. »

On termine l'opération en suturant les bords de l'incision du kyste réséqué à ceux de la paroi abdominale par des points de suture très rapprochés. On peut employer pour cette suture le fil d'argent, le catgut, la soie, le crin de Florence, peu importe. La suture à points séparés est la plus utilisée. On ne doit pas, quoi qu'on en ait dit, gratter la face interne de la poche, de peur de la perforer en ses points les plus friables.

Il n'y a plus qu'à placer un, deux ou plusieurs gros tubes à drainage dans la cavité du kyste rétrécie autant que possible ; certains auteurs y injectent de l'eau boriquée ou de l'eau phéniquée faible ; d'autres ne font pas de lavages, surtout quand le kyste a été bien vidé. Les tubes à drainage sont maintenus par le pansement ou bien sont fixés aux bords de la plaie abdominale par un fil d'argent.

Le pansement se fait généralement avec de la gaze iodoformée chiffonnée entourant les tubes en caoutchouc. Un plastron de ouate hydrophile, recouvert par de la ouate ordinaire et un bandage de corps, complète ce pansement qui doit être renouvelé plus ou moins fréquemment suivant la quantité de liquide qui s'écoule du kyste, c'est-à-dire tous les jours ou tous les deux ou trois jours. Les sutures sont enlevées vers le 10e jour.

Suites de l'opération. Les suites de l'opération

---

(1) Elle est possible et a été pratiquée (Terrier, Lucas-Championnière), quand le kyste est pédiculé. Inutile d'insister sur ces kystes pédiculés difficiles à diagnostiquer, mais faciles à enlever,

sont ordinairement simples. Les complications sont rares comme nous le verrons. Ce qui frappe, c'est la rapidité avec laquelle se font les *adhérences* entre le kyste et la paroi, et la *rétraction* de ce qui reste de la poche kystique. M. Trélat, dans un cas qu'il a communiqué récemment à la Société de Chirurgie (1), insiste sur ce fait qu'il a pu observer directement, son malade ayant succombé 3 mois après l'opération à une pleurésie. La suppuration peut avoir lieu, mais si les pansements sont bien faits et les règles de l'antisepsie bien observées, le pus ne doit pas apparaître. La membrane la plus interne de la paroi kystique s'exfolie et au-dessous d'elle on voit apparaître des bourgeons charnus. La plaie cutanée se déprime de plus en plus à mesure que la cavité est comblée par les granulations et bientôt il ne persiste qu'une fistule qui diminue peu à peu. Il est vrai que cette fistule met assez longtemps à s'oblitérer, mais en moyenne au bout de 6 à 8 semaines la guérison est complète si rien n'est venu entraver la cicatrisation.

Accidents dus à l'opération. Quels sont les accidents post-opératoires qui peuvent, soit retarder la guérison, soit occasionner la mort. Jusqu'ici on n'a pas signalé de péritonite consécutive à l'opération; on ne doit attribuer ce fait qu'aux sérieuses précautions antiseptiques prises par les habiles chirurgiens qui ont pratiqué ces opérations. Il faut avouer cependant que dans un cas la mort a été causée par la septicémie (Knowsley Thornton). On a noté dans un certain nombre de cas une pleurésie, survenant d'ailleurs à une époque variable. On ne sait encore à quoi l'attribuer. Somme toute, la mortalité générale, en ce qui concerne cette méthode, est peu élevée (7 0/0, Braine); nous sommes persuadés qu'elle baissera encore quand on opérera de

(1) Voir *Progrès médical*, n° 5, 1887, p. 96.

meilleure heure, quand les malades, lors de l'intervention, jouiront encore d'un bon état général, quand tous les opérateurs, sans exception, seront absolument convaincus des bienfaits de l'antisepsie et accoutumés à la pratique de la chirurgie abdominale.

Un phénomène peu important, mais qui mérite d'être cité (le praticien doit le connaître, ne serait-ce que pour savoir qu'il ne résulte pas d'une fistule kysto-intestinale), c'est l'*odeur fécaloïde* que présente parfois le contenu du kyste lors du premier pansement. Ce phénomène paraît dû aux modifications subies par la bile après l'ouverture de la poche (1).

b) *Kystes intra-hépatiques* (en partie ou en totalité). Nous venons de voir que l'incision en un temps, c'est-à-dire la laparotomie avec incision et même extirpation partielle du kyste, donnait de très beaux résultats pour les cas de kystes hydatiques de la face antérieure du foie se portant vers l'abdomen. Pour les cas où la tumeur part de la face inférieure et fait saillie vers les parties inférieures du ventre, cette méthode est encore meilleure. Mais quand le kyste est franchement *intra-hépatique,* doit-on intervenir de la même façon, en ajoutant à l'opération l'*hépatotomie*, c'est-à-dire la section du tissu hépatique séparant le kyste du feuillet viscéral du péritoine péri-hépatique (à supposer le diagnostic fait) ?

Pour répondre à pareille question, il suffit de connaître les conclusions des recherches faites sur les plaies du foie par instruments tranchants, accidentelles ou opératoires, expérimentales ou cliniques, dans les cas où la plaie a été aseptique.

Au point de vue expérimental, ces recherches ont été faites sur le chien par M. le Dr Tillmann. Une plaie aseptique avec excision de la substance hépatique se

(1) Verneuil, Terrier. *Soc. de Chir.*, séance du 10 février 1886.

cicatrise rapidement chez cet animal et sans accident aucun.

Au point de vue clinique, on sait que des opérés de kystes ovariques ont eu des déchirures du foie pendant l'intervention et ont parfaitement guéri de ces déchirures ; de même, on a excisé des portions de tissu hépatique avec plein succès, lors d'ablation de tumeurs de la vésicule biliaire. D'autre part, à l'heure qu'il est, on a fait avec succès un assez grand nombre d'hépatotomies lors de kystes hydatiques du foie (Lawson-Tait, Segond, Reclus), pour qu'on puisse considérer cette opération comme peu dangereuse.

L'hémorrhagie n'est pas considérable (peut-être parce qu'au voisinage du kyste le tissu hépatique est sclérosé) et en tout cas facile à arrêter au thermocautère, si la suture du foie ne suffit pas (1).

Etant donné un kyste hydatique de cet organe, on ne sait jamais, avant d'avoir fait la laparotomie, s'il faudra oui ou non faire l'hépatotomie, comment elle devra être faite, et si l'on aura une notable portion de substance hépatique à traverser pour arriver sur le kyste.

Comme le fait remarquer M. Reclus deux cas sont à considérer :

1° *Kyste en totalité intra-hépatique.* La tumeur est enveloppée de toute part par du tissu glandulaire, incluse en totalité dans l'organe. Dans ce cas, l'opération est la même que pour un abcès du foie. On devra faire l'incision au point le plus saillant, là où la lamelle hépatique à fendre est la moins épaisse (elle ne l'est jamais beaucoup d'ailleurs). Lorsque le liquide est éva-

---

(1) A propos de la suture du foie, lire le récent article : Contribution au traitement des blessures du foie ; par le Dr Buckhardt (de Stuttgart) in *Centralblatt für Chirurgie*, n° 5, 1887 ; ou bien la traduction française par le Dr O. Delbastaille, in *Annales de la Société médico-chirurgicale de Liège*, n° 2, février 1887.

cué, on n'a plus qu'à suturer les bords de l'incision hépatique aux lèvres de la plaie cutanée, ce qui se fait facilement, car le tissu hépatique est assez résistant pour que les fils d'argent eux-mêmes ne le déchirent pas (Lawson-Tait, Reclus, Segond) (1).

2° *Kyste en partie seulement intra-hépatique.* La tumeur se dégage en partie au-dessous du foie ; sa portion supérieure et antérieure seule est cachée par une lamelle de substance hépatique. Dans ce cas, on doit inciser toute la partie de la poche non comprise sous le parenchyme, et ne sectionner le tissu hépatique qui recouvre en haut la partie kystique que si cela est nécessaire ; l'incision du tissu glandulaire dans ces conditions est sans danger, car la lame hépatique n'a qu'une très faible épaisseur (2).

L'*hépatotomie* ne doit donc désormais faire peur à personne ; on a écrit qu'elle exige une habileté exceptionnelle et des précautions multiples. Il nous semble qu'il y a là un peu d'exagération ; la lecture des observations montre au contraire que le foie, comme le dit M. Braine, est un organe relativement complaisant en face des sections chirurgicales. L'hépatotomie peut donc être utilisée, dans les cas de kystes hydatiques du moins, car elle n'a donné lieu, dans ces conditions, à aucun accident. On a même pratiqué avec succès des résections du foie (*hépatectomie*) (Lawson-Tait, Segond).

c) *Kystes sous-diaphragmatiques.* Il nous resterait à parler du traitement des *kystes postéro-supérieurs* ou *sous-diaphragmatiques*, dont le diagnostic est si difficile; c'est-à-dire de ceux qui se développent aux dépens de la face supérieure du foie, proéminent dans la plèvre et

---

(1) Voir, à propos du cas de M. Segond, la communication qu'il a faite à la *Soc. de Chir.*, *Prog. méd.*, n° 15, 1re série, p. 297, 1887.

(2) Dans le service de M. le Pr Guyon, M. le Dr Campenon, en 1885, opéra un cas de ce genre, si nos souvenirs sont exacts. La malade a guéri.

parfois s'y ouvrent (1). Nous n'en dirons qu'un mot, vu leur rareté. Jusqu'à ces derniers temps, non seulement on ne les croyait pas opérables, par la méthode ordinaire, à savoir l'incision en un seul temps (laparotomie avec kystotomie), mais on les déclarait inattaquables, au-dessus de toutes les ressources de l'art chirurgical.

Cependant, deux hardis chirurgiens allemands, Israel (de Berlin) et Genzmer (de Halle) (2) n'ont pas hésité à s'aventurer dans une semblable opération, hasardée, on doit le dire, pour l'époque à laquelle ils ont opéré. Récemment Bülau (de Hambourg) (3) a imité Genzmer. En France pareille tentative n'a pas été faite.

Ces opérateurs ont choisi la *voie pleurale*, mais ont procédé d'une façon un peu différente. Nous ne rapporterons aucune de ces opérations ; le résultat des deux premières (mort ou guérison) n'a pas été publié ; de plus, dans le cas de Bülau, la mort, qui survint assez rapidement, et qui d'ailleurs n'est pas imputable à l'opération, a empêché de suivre assez longtemps le malade. Nous renvoyons le lecteur à la thèse de M. Braine ou aux mémoires originaux.

La voie pleurale, à l'heure qu'il est, est rationnelle ; on ne craint plus autant qu'autrefois l'ouverture de la cavité de la plèvre. Il est si facile de réséquer une, deux ou trois côtes, quand elles vous embarrassent, qu'une opération ainsi faite, surtout s'il y a quelques adhérences

---

(1) C'est avec intention que nous ne disons rien du mode de traitement des kystes hydatiques du foie ouverts dans la plèvre ou même les bronches ; c'est un cas particulier et les matériaux sont trop peu nombreux pour qu'on puisse s'occuper aujourd'hui avec fruit de cette question.

(2) VIIe Congrès des Chirurgiens allemands, Berlin 1879. — Israel. *Vorstellung eines Falles von Operation eines Leberechinokokkus von der Brusthöhle* (*Verhand. der deut. Gesellsch. für Chirurgie*, p. 17, Berlin 1879). — Genzmer. *Vorstellung eines mit Rippenresektion und Eröffnung der gesunden Pleura durch Inzision des Zwerchfelles geheilten Leberechinokokkus* ; (ibid., p. 19).

(3) *Centralblatt für Chirurgie*, 1885.

du kyste, a des chances de réussir. Mais attendons de nouveaux faits.

Cette voie pleurale n'est d'ailleurs pas la seule à employer pour les kytes postéro-supérieurs. Landau vient de démontrer par des faits cliniques, au nombre de quatre (1), qu'on peut les attaquer par la *voie abdominale*. Cet habile chirurgien insiste sur la nécessité d'abaisser le foie, de le luxer pour ainsi dire en avant et de le fixer dans cette nouvelle position par des sutures ; si l'on ne procède pas ainsi, le kyste ne peut être vidé que très incomplètement.

Quant on lit le récit de ces opérations (voie pleurale ou abdominale), on est frappé de la hardiesse des opérateurs d'outre-Rhin; mais en somme, ce qu'ils ont fait n'a rien que de très justifié. Dans quelques années, nous n'en doutons pas, on n'hésitera plus en France, le cas échéant, à marcher sur leurs traces. Si nous sommes moins hardis que nos voisins, c'est qu'en Allemagne les kystes hydatiques sont plus fréquents que dans notre pays, c'est que l'attention est plus attirée sur ces faits. Il n'est donc pas étonnant de voir les chirurgiens allemands ne reculer devant rien pour tenter de guérir radicalement une affection aussi fréquente dans leur pays, quelle que soit la localisation du kyste dans le foie.

Conclusions.— De cette étude sur les nouvelles méthodes de traitement des kystes hydatiques du foie nous devons conclure : 1° incontestablement la *méthode de l'ouverture large des kystes* est la meilleure. — 2° le *procédé* à employer est celui de Lindemann-Landau plus ou moins modifié, c'est-à-dire l'incision en un temps telle

(1) Voir : Landau (L.). *Ueber subdiaphragmatische Echinokokken und deren Behandlung (Deut. med. Woch.*, Berlin, 1886, XII, 832-834 et tirage à part chez Eugène Grosser, à Berlin, 1886). — *Sem. médic.*, 1886, p. 458. — Communication détaillée à la séance du 1er nov. 1886 de la *Verein für innere Medicin* de Berlin.

que nous l'avons décrite (1). Voici, en résumé, les avantages de ce mode de traitement : Le kyste est vidé totalement et facilement. Il n'y a *pas de suppuration* dans la poche kystique ou ce qui en reste après résection (dans ce cas la poche est plus petite). Si le kyste était suppuré avant l'intervention, la kystotomie après laparatomie est la seule opération rationnelle. Si le kyste est pédiculé l'extirpation est totale. Il n'y a pas d'accidents post-opératoires ; pas de péritonite (à condition, bien entendu, que l'opération soit faite dans les conditions d'asepsie voulues). La statistique est aussi favorable que possible : 7 0/0 seulement de mortalité. Dans la suite elle deviendra encore meilleure. Dans beaucoup de cas, la *durée* du traitement est bien moins longue que par les autres méthodes, et l'est d'autant moins (en général) qu'on a réséqué une plus grande partie du kyste. S'il se produit une fistule, elle guérit assez rapidement. Au point de vue du diagnostic, la laparotomie permet d'en faire un précis et de ne pas agir à l'aveugle.

Ces faits étant connus, quelle doit être aujourd'hui la conduite du chirurgien dans un cas de kyste hydatique du foie ? Si le diagnostic n'est pas certain, on peut faire une ponction aspiratrice aseptique ou bien recourir de suite à la laparotomie, laquelle, d'abord exploratrice, devient curative si le diagnostic se vérifie. Le diagnostic est fait ; il faut recourir à l'incision large. Si le kyste est suppuré, on doit l'ouvrir de suite, tout le monde est d'accord. S'il est peu volumineux, quelques chirurgiens se refusent à opérer (Polaillon). On ne les imitera pas et interviendra avant que des désordres plus graves apparaissent sous l'influence de l'augmentation de volume du kyste. Enfin, dans les cas particuliers où le kyste fait saillie dans la cavité thoracique, on em-

(1) Si la méthode de Volkmann a paru à quelques auteurs plus inoffensive au point de vue statistique, c'est qu'on a très peu opéré de cette façon. D'ailleurs une antisepsie bien faite diminuera notablement la mortalité dans le procédé recommandé actuellement.

ploiera la voie pleurale ou abdominale, au choix ou plutôt suivant les indications. Mais pour qu'un chirurgien se permette d'aborder franchement la cure radicale d'un kyste hydatique du foie, il doit être rompu aux difficultés de la chirurgie abdominale et mettre en pratique « avec une férocité jalouse » les lois de l'asepsie la plus sévère. C'est là la clé de tous les succès modernes, passés et présents. Les succès à venir nous apprendront par où nous péchons encore (1).

(1) Voici encore quelques indications bibliographiques récentes relatives à cette question: CONTI (S.). Laparotomia per vasta cisti da echinococco del fegato (*Raccoglitore med. Forli,* 1886, p. 312-316). — POSTEMPSKI. Sopra la sutura del fegato (*Arch. ed. attid. Soc. Ital. di Chir.*, Roma, 1886, ii, 58-61). — TRÉLAT. Leçon de clinique chirurgicale à la Charité. *Sem. méd.*, 1886, p. 378. — *Société de Méd. et de Chir. de Londres*, (séance du 25 janv. 1887). Traitement des kystes hydatiques du foie par Barwell, Havard, etc.). (An. in. *Sem. médic.*, n° 5, 1887).—*Journal of the american Associat.*, n° 23, 1886 ; et un article des *Archiv. für klinische Chirurgie*, 1886. — POLAILLON. *Bull. Soc. Chir.*, XII, p. 349. — LAWSON-TAIT. On the surgical treatment of diseases of the liver. (*Brit. med. Journal*, n° 905, nov. 1886). — BRAINE. Traitement des kystes hydatiques du foie (revue critique) in *Gaz. des hôpitaux*, 7 mai 1887, n° 57. — BOUVERET. Traitement des kystes hydatiques du foie par la canule à demeure suivie à bref délai de l'incision antiseptique, in *Lyon médical*, n°s 16 et 17, avril 1887. — Les deux derniers mémoires sont postérieurs à la publication de cette revue dans le *Progrès médical*. On ne s'en douterait pas en lisant le dernier.

PARIS. — IMP. V. GOUPY ET JOURDAN, RUE DE RENNES, 71

www.ingramcontent.com/pod-product-compliance
Ingram Content Group UK Ltd.
Pitfield, Milton Keynes, MK11 3LW, UK
UKHW021116230726
13926UKWH00002B/521